AF463700

CONTRIBUTION A L'ÉTUDE

DES

MALFORMATIONS CONGÉNITALES

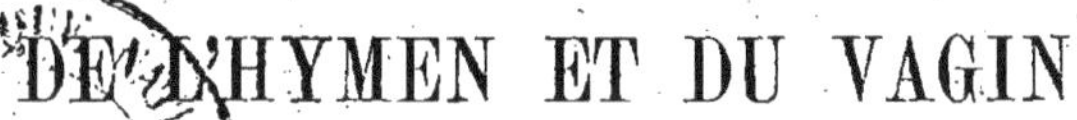

DE L'HYMEN ET DU VAGIN

PAR

Le Docteur Maurice RIVALTA

ANCIEN EXTERNE DES HÔPITAUX DE PARIS

MÉDAILLE DE BRONZE DE L'ASSISTANCE PUBLIQUE

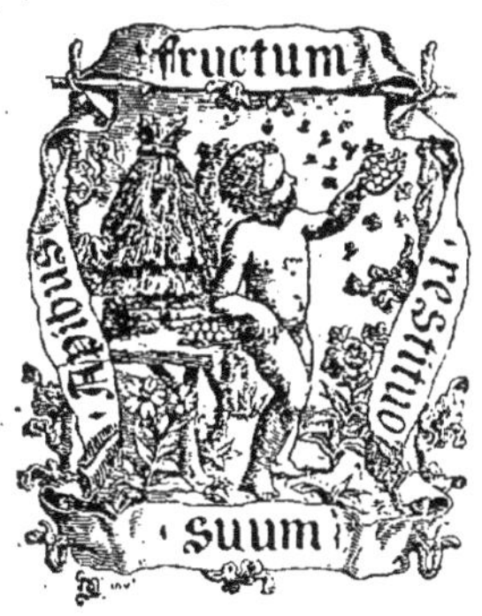

PARIS

SOCIÉTÉ D'ÉDITIONS SCIENTIFIQUES

PLACE DE L'ÉCOLE DE MÉDECINE

4, Rue Antoine-Dubois, 4

1898

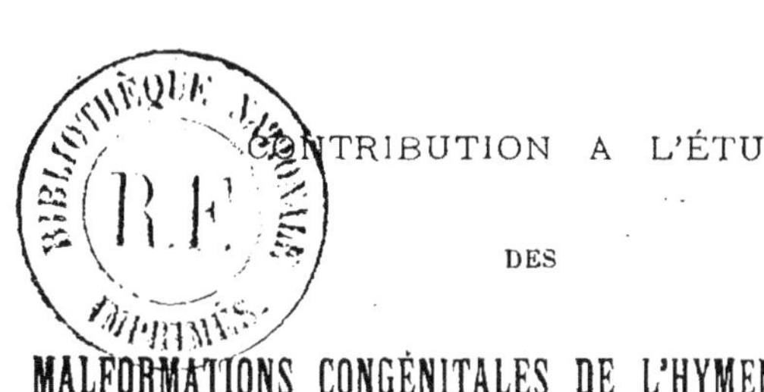

CONTRIBUTION A L'ÉTUDE

DES

MALFORMATIONS CONGÉNITALES DE L'HYMEN ET DU VAGIN

CONTRIBUTION A L'ÉTUDE

DES

MALFORMATIONS CONGÉNITALES

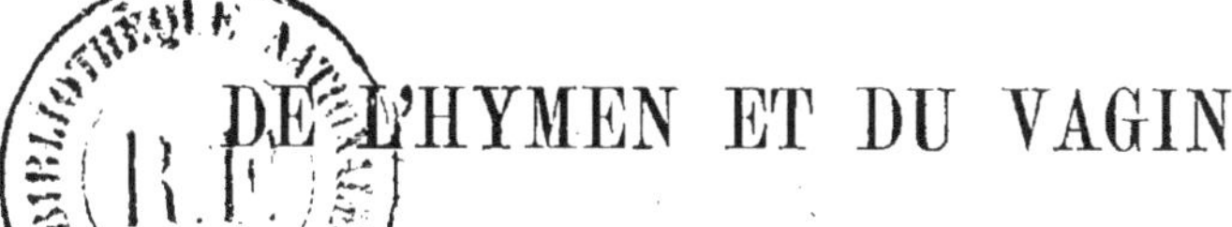

DE L'HYMEN ET DU VAGIN

PAR

Le Docteur Maurice RIVALTA

ANCIEN EXTERNE DES HÔPITAUX DE PARIS

MÉDAILLE DE BRONZE DE L'ASSISTANCE PUBLIQUE

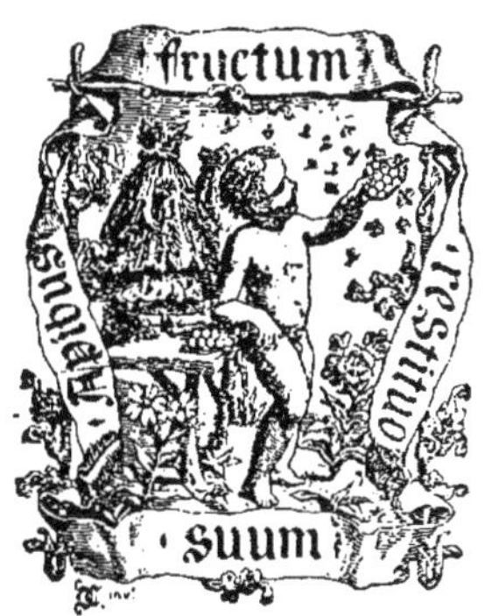

PARIS

SOCIÉTÉ D'ÉDITIONS SCIENTIFIQUES

PLACE DE L'ÉCOLE DE MÉDECINE

4, Rue Antoine-Dubois, 4

1898

INTRODUCTION

L'étude des malformations congénitales de l'hymen et du vagin a, depuis Muller, soulevé bien des discussions, et il faut bien dire qu'aujourd'hui encore, même après les travaux de maîtres tels que Budin, Tourneux, Pozzi, Retterer, etc., on est loin d'être d'accord sur la pathogénie de ces anomalies.

Nous ne songeons pas à intervenir dans ce débat encore ouvert pour y apporter des idées nouvelles.

Notre travail a un but plus modeste : nous nous proposons seulement d'étudier dans leur ensemble les malformations d'origine congénitale de l'hymen et du vagin. Nous en indiquons d'abord la symptomatologie, puis nous exposerons les différentes théories qui essaient d'en expliquer la cause, enfin nous fixerons, dans leurs grandes lignes, le diagnostic et le traitement. En manière de conclusions, nous émettrons quelques idées qui nous ont été inspirées par l'étude des cas que nous avons observés.

Nous avons, en effet, été témoin, dans le service de M. le Dr Picqué, de quelques cas de malformations congénitales de l'hymen et du vagin. C'est sur les conseils de notre maître que nous avons entrepris ce travail, et nous sommes heureux de profiter de l'occasion qui nous est offerte de le remercier publiquement de la grande bienveillance qu'il nous a toujours témoignée.

Pendant notre troisième année d'externat, son accueil

si affable, ses leçons savantes, ses conseils, lui ont acquis notre reconnaissance ; il a mis le comble à sa bonté, en nous prêtant, pour mener à bien cette étude, un concours qui nous a été précieux.

Nous prions MM. les Drs Demoulin et Verchère d'agréer nos plus vifs remerciements pour l'extrême obligeance avec laquelle ils nous ont fourni les documents que nous leur avons demandés.

Nous offrons à MM. les Drs d'Heilly et Le Gendre, nos maîtres pendant nos deux premières années d'externat, l'hommage de notre respectueuse gratitude.

Nous remercions également de leurs leçons, M. le Professeur Pinard, MM. les Drs Ménétrier, Chauffar, Morel-Lavallée.

Enfin, nous n'avons garde d'oublier ce que nous devons à M. le Dr Guinon qui, pendant tout le cours de nos études, n'a cessé de multiplier à notre égard, avec la bienveillance la plus affectueuse, des encouragements et des conseils dont nous avons su, mieux que nous ne saurions le dire, apprécier la valeur et reconnaître le prix.

Nous remercions bien sincèrement M. le Professeur Berger du grand honneur qu'il nous fait en acceptant la présidence de notre thèse.

SYMPTOMATOLOGIE

Deux raisons nous ont amené à étudier ensemble les malformations de l'hymen et celles du vagin : La première, c'est que, en clinique, il importe de les différencier les unes des autres, et que, par exemple, le diagnostic est souvent difficile entre une imperforation de l'hymen et une absence totale de vagin. La seconde, c'est qu'il n'est pas démontré que l'hymen soit indépendant du canal vaginal, ainsi que nous le verrons en traitant de la Pathogénie.

Très souvent, les malformations des organes que nous étudions s'accompagnent de malformations analogues de l'utérus et des annexes, mais nous n'envisagerons pas ces dernières qui élargiraient beaucoup trop le cadre de notre sujet, et nous allons seulement passer en revue les différents vices de conformation de l'hymen et du vagin.

I. — Malformations de l'hymen.

A. – Symptômes physiques. — L'hymen peut être absent, il peut présenter deux orifices, enfin, il peut être imperforé.

1° *Absence d'hymen.* — Quelques faits établissent nettement que l'hymen peut faire défaut, même quand le vagin et la vulve présentent une conformation normale. Ces cas n'ont guère d'importance, croyons-nous, qu'en médecine légale, lorsqu'il s'agit de déterminer si une femme a eu ou n'a pas eu de rapports sexuels.

2° *Hymen biperforé.* — Les deux orifices peuvent être superposés, ainsi que Delens en rapporta un exemple dans les Annales d'Hygiène et de Médecine légale, 1877. Mais le plus souvent les deux orifices sont juxtaposés, et cette disposition coïncide en général avec un vagin double. L'hymen cribriformis n'est qu'une variété de cette anomalie.

3° *Hymen imperforé.* — L'Observation I nous en montre un exemple très net. Lorsqu'on écarte les petites lèvres, on voit une membrane épaisse occupant l'espace compris entre le tubercule antérieur du vagin et la fosse naviculaire. Cette membrane est rosée et présente en son milieu un double tractus vertical blanchâtre, qui la divise en deux parties égales. Sous l'influence des efforts, cette membrane se tend et fait légèrement saillie au dehors. On voit très bien cette disposition sur le dessin qui fait suite à l'Observation I.

B. — Symptômes fonctionnels. — Ils ne diffèrent pas de ceux auxquels donnent lieu les malformations semblables du vagin, nous les étudierons donc avec ces derniers.

II. — Malformations du vagin.

A. — Symptômes physiques. — Nous avons à passer en revue : l'absence totale du vagin, l'absence partielle, le cloisonnement transversal, le rétrécissement congénital, le cloisonnement longitudinal, enfin l'ouverture anormale du vagin.

1° *Absence totale.* — Lorsque le vagin fait tout entier défaut, il y a ou il n'y a pas d'hymen, il y a ou il n'y a pas d'utérus, en tous cas voici ce qu'on observe : en écartant les petites lèvres, on voit un plan vertical formé par une membrane lisse, de couleur rosée, que le doigt peut déprimer légèrement, de façon à produire un petit cul-de-sac de 1/2 centimètre environ. Quand on pratique le toucher rectal, si surtout on y joint le cathétérisme vésical, on constate que la vessie et le rectum sont au contact l'un de l'autre, séparés seulement par une cloison cellulo-fibreuse qui prend insertion sur le plan résistant qui forme le fond de la petite dépression vulvaire. Les cas de ce genre ne sont pas rares. Les Observations II, V, VII, X, XI, nous en donnent des exemples. Il arrive parfois de constater un cul-de-sac vaginal de 1 ou 2 centimètres. On pourrait croire qu'il s'agit là d'une absence partielle de vagin. Mais si on interroge la malade, on apprend qu'elle a essayé d'avoir des rapports sexuels ; souvent même c'est l'impossibilité du coït qui la pousse à venir consulter. Dans ces conditions, les tentatives répétées de coït ont peu à peu déprimé le plan résistant et créé ce cul-de-sac qui n'est jamais aussi développé qu'un vagin partiel. Ce plan résistant n'est d'ailleurs que très peu extensible, si bien que le coït, s'il est vigoureux, a pour résultat de dilater progressivement le méat et l'urèthre. Aussi voit-on, dans les Observations III et XII, le coït se faire aisément dans l'urèthre. Le chirurgien qui pratique le toucher pourrait, dans ces cas, être induit en erreur, sans un examen attentif.

2° *Absence partielle.* — Ici, on se trouve en présence d'un vagin rudimentaire. Mais, tantôt c'est la partie inférieure du vagin qui manque, tantôt c'est la partie supérieure. Dans le premier cas, l'examen des parties externes conduit au même résultat que lorsqu'il s'agit d'une absence totale, et il n'est pas toujours facile de reconnaître l'existence de la portion postérieure normale du vagin. Le diagnostic est bien plus simple quand cette portion postérieure est le siège d'un hématocolpos. Dans le second cas, on trouve un cul-de-sac de profondeur variable; le doigt qui pratique le toucher est arrêté avant d'atteindre l'utérus par un plan résistant sur lequel s'insère un cordon fibreux qui tient lieu de la portion absente. Telle est la disposition dans l'Observation VI.

3° *Cloisonnement transversal.* — La cloison peut exister à une distance variable de la vulve. Si elle est imperforée, l'impression est analogue à celle que donne un vagin rudimentaire. Presque toutes les observations signalent l'existence, sur la cloison, d'un raphé médian vertical. Souvent la cloison présente en son centre un petit pertuis, comme dans l'Observation IV, et l'Observation III nous montre que la recherche doit en être minutieuse, car il est souvent difficile de le trouver. Quelquefois, au lieu d'un orifice il y en a deux, un de chaque côté de la ligne médiane (Observations XIII, XIV, XV). Nous verrons plus loin quelle signification il faut leur accorder.

4° *Rétrécissement congénital.* — C'est le vagin canaliculé. Si cette disposition occupe toute la longueur du vagin, on voit entre les petites lèvres un léger cul-de-sac dont le sommet est occupé par un orifice donnant accès dans un canal qui représente le vagin. Mais l'arrêt de développement peut n'avoir porté que sur une partie de l'organe, auquel cas on a un vagin rudimentaire précédé ou suivi d'une portion canaliculée.

5° *Cloisonnement longitudinal.* — On observe alors deux vagins accolés en canon de fusil, le gauche étant un peu plus antérieur. L'un d'eux, en général le droit, s'est atrophié, et l'on a un vagin unilatéral. La cloison qui sépare les deux vagins peut être incomplète, c'est alors la partie supérieure qui, le plus souvent, fait défaut. Tel est le cas rapporté par Fraikin à la Société d'anatomie et de physiologie de Bordeaux (novembre 1897).

6° *Ouverture anormale.* — Les cas de vagin s'ouvrant dans le rectum ou la vessie, réalisant une sorte de cloaque, sont rares. Pour notre part, nous n'en avons pas observé, et nous n'insisterons pas sur cette malformation qui relève surtout de la tératologie.

B. Symptômes fonctionnels. — Nous savons que le canal vaginal a pour fonctions : d'abord de permettre l'écoulement des règles et des mucosités venues de l'utérus, puis de servir à la copulation et à l'accouchement. Etudions donc les troubles apportés au coït et à la menstruation, et nous dirons ensuite quelques mots des particularités qui peuvent se présenter au moment de l'accouchement dans certaines malformations du vagin.

Menstruation. — Naturellement, s'il n'existe pas d'utérus ni d'annexes, si la femme n'a pas de règles (Observ. IX), la malformation est fort bien tolérée. Mais si la menstruation s'établit, on assiste à un cortège de phénomènes dangereux dont l'ensemble constitue un état qui réclame une intervention urgente. C'est presque toujours de la même façon que se déroule le tableau des accidents. On n'a qu'à voir les observations I, II, VII, VIII, pour s'en rendre compte. Une jeune fille ou une femme vient vous trouver ; elle raconte que depuis quelque temps elle souffre du ventre. On l'interroge, on apprend qu'elle n'est pas réglée, mais que chaque mois elle éprouve dans le ventre, les reins, des douleurs vives qui la forcent à garder le lit ; ces douleurs durent plusieurs jours, puis se calment peu à peu pour reparaître avec une intensité plus grande le mois suivant. En même temps, la malade éprouve de l'anorexie, de la faiblesse, de l'essoufflement, du gonflement des seins, tous phénomènes concomitants du molimen cataménial. L'examen des organes génitaux montre le plus souvent une vulve normale, mais on s'aperçoit qu'il existe une imperforation de l'hymen ou du vagin. En palpant le ventre, on sent une tumeur mobile, lisse, douloureuse à la pression, de grosseur variable, variable aussi comme siège, selon que le sang est retenu dans le vagin (hématocolpos), dans l'utérus (hématométrie) ou dans les trompes (hématosalpinx). On complète l'examen par le toucher rectal, et le diagnostic s'impose.

Hurtaud, dans sa thèse (Des règles supplémentaires et déviées. Paris 1896), cite quelques cas d'imperforation du vagin où les règles sortaient par la muqueuse nasale, par la peau, par la vessie. La malade de M. Villar (Observ. X) avait au lieu de règles des épistaxis périodiques, mais en somme ces cas sont exceptionnels, et le plus souvent les choses se passent ainsi que nous venons de l'indiquer.

Coït. — Certaines malformations du vagin et de l'hymen ont de plus pour résultat de rendre le coït impossible et c'est la principale raison qui, en l'absence d'aménorrhée douloureuse, pousse les femmes à réclamer l'intervention chirurgicale. Nous avons vu que, chez certaines femmes dont le vagin fait défaut, le pénis se crée un trajet par la seule voie qui soit possible, c'est-à-dire l'urèthre (Observ. III). La dilatation du sphincter uréthral n'a pas toujours pour résultat l'incontinence des urines, mais chaque coït entraîne à sa suite une miction plus ou moins abondante.

Nous n'insistons pas sur les modifications du caractère dont parle Goy dans sa thèse (De l'absence congénitale du vagin, Paris 1880) et qui consisteraient en une sorte de virilisation de la femme dans ses goûts, ses habitudes, sa manière d'être. Ces modifications, si elles existent, doivent être assez peu sensibles et on ne saurait y attacher grande importance. Il nous reste à envisager la question de la fécondation et de l'accouchement. Il est à peine besoin de dire que l'absence totale, l'absence partielle, le cloisonnement transversal complet du vagin entraînent la stérilité. Mais s'il existe un trajet, un pertuis si petit qu'il soit, donnant accès à un utérus, la fécondation est possible. Souvent la malformation n'est reconnue qu'au moment de l'accouchement. C'est ainsi que les cloisons longitudinales (vagin double) sont des surprises du travail. La malformation permettant la menstruation et le coït a passé inaperçue ; on ne s'en rend compte que lorsque la tête fœtale vient buter contre le bord supérieur de la cloison et n'avance plus.

PATHOGÉNIE

L'étude de la pathogénie de ces malformations est inséparable de celle de la formation du vagin et de l'hymen pendant la vie intra-utérine. Nous sommes bien loin maintenant de Muller, Rathke, Lilienfeld, qui faisaient naître le vagin du sinus urogénital, de l'ectoderme, par conséquent. Lorsque Bischoff eut annoncé en 1843 que le vagin naissait tout entier de la fusion des canaux de Muller, les travaux de Thiersh, Leuckart, Livins Furst, Dohrn, eurent bientôt établi ce fait d'une façon incontestable, et aujourd'hui tout le monde admet que la plus grande partie du vagin naît aux dépens des canaux de Muller. Les portions de ces conduits situées au-dessous des ligaments de Hunter (ligaments ronds) se fusionnent sur la ligne médiane en un canal unique (canal génital de Leuckart) aux dépens duquel se développent l'utérus et le vagin. Dès lors, il est facile de comprendre le mécanisme des malformations vaginales. Supposons que les canaux de Muller, dans la partie qui doit former le vagin, ne se développent pas, et restent à l'état embryonnaire, le vagin sera absent en totalité. L'absence sera seulement partielle, si une partie seulement des canaux de Muller est arrêtée dans son évolution. Si, tout en se développant d'une façon normale, les deux canaux ne se fusionnent pas de façon à former un canal unique, on aura un vagin cloisonné longitudinalement. Si l'un des deux canaux se développe seul, le vagin sera unilatéral. Enfin si les canaux de Muller s'atrophient ou plutôt sont arrêtés dans leur développement en un point de leur étendue, alors que l'évolution complète et la coalescence se font sur les autres points, le vagin présentera un cloisonnement transversal, une imperforation plus ou moins étendue.

Nous avons dit, tout à l'heure, que la plus grande partie du vagin naît aux dépens des canaux de Muller. Cette restriction s'explique par ce fait que l'accord est loin d'être fait sur l'origine de la partie tout inférieure du vagin, la portion hyméniale, et sur l'origine de l'hymen lui-même. Pour Sappey et Kolliker, l'hymen n'était constitué que par un simple repli de la muqueuse vaginale. Tarnier et Courty le disaient formé par l'adossement des deux muqueuses vaginale et vulvaire. Budin, dans un remarquable travail publié en 1879 (*Progrès médical*), montra que l'hymen n'est qu'une dépendance du vagin, qu'il n'existe pas en tant que membrane spéciale, et qu'il n'est que l'extrémité inférieure du vagin faisant saillie sur la muqueuse vulvaire, entre les petites lèvres. L'orifice du vagin devient ainsi l'orifice de l'hymen lui-même. « Il est facile, dit Budin, de se rendre compte de ce fait en examinant des cadavres de petites filles ou des fœtus féminins à la fin de la vie intra-utérine. »

Tourneux a repris avec Hermann (Dict. Encyclop. des sciences médicales ; article utérus) et avec Wertheimer (Société de Biologie, 1884), une opinion jadis émise par Hoffmann, et d'après laquelle les canaux de Wolff prendraient part à la constitution du vagin inférieur. « Il est probable, disent-ils, que les extrémités inférieures des canaux de Wolff qui, primitivement, s'ouvrent à une faible distance des conduits de Muller dans le sinus uro-génital, se fusionnent avec ces derniers pour constituer le segment inférieur ou hyménial du vagin. » Et ils invoquent comme preuves : 1° qu'on trouve, dans les cellules épithéliales pavimenteuses qui comblent l'orifice du vagin chez le fœtus, deux traînées de grains jaunâtres comme dans les canaux de Wolff en voie de disparition ; 2° que, chez la vache, les conduits de Gartner (canaux de Wolff) s'ouvrent dans le vagin à une certaine distance de la vulve, ce qui permet de supposer que les canaux de Wolff ont disparu dans cette étendue pour contribuer à la formation du vagin. Comme on le voit, cette théorie, aussi bien que celle de Budin, fait du vagin une formation mullérienne, n'ayant rien à voir avec le sinus uro-génital.

M. Pozzi croit, au contraire (Mém. et Bull. de la Société de Biologie, 1884) que la partie inférieure du vagin et l'hymen naissent du sinus uro-génital, qu'ils ont une origine ectodermique. Il n'est peut-être pas inutile, pour comprendre M. Pozzi, de rappeler brièvement ce qu'on entend par sinus uro-génital.

L'intestin de l'embryon présente un cul-de-sac inférieur dirigé en bas et duquel part l'allantoïde. A ce cul-de-sac correspond une dépression de l'ectoderme. Entre les deux est une lame de tissu mésodermique qui se résorbe peu à peu. La fusion s'opère et le cloaque est constitué. Ce travail se fait de bonne heure, dès le début de la formation allantoïdienne. Le cloaque présente à considérer une partie postérieure qui est l'intestin terminal, et une partie antérieure dans laquelle s'ouvrent l'allantoïde, les canaux de Wolff et les canaux de Muller. C'est cette partie antérieure qu'on désigne sous le nom de sinus uro-génital. Du deuxième au troisième mois de la vie intra-utérine, la lame de tissu qui sépare les canaux de Wolff des canaux de Muller (éperon périnéal) s'allonge et sépare les deux parties du cloaque, établissant ainsi l'indépendance du sinus uro-génital. Donc, pour M. Pozzi, l'hymen est une dépendance de la vulve et non du vagin ; il est formé aux dépens du sinus uro-génital, lequel forme aussi ce qu'il appelle le canal vestibulaire qui constitue le seuil du canal vaginal.

M. Retterer soutint à la même Société de Biologie une théorie un peu différente. Pour lui, les opinions de Budin et de Pozzi sont l'une et l'autre trop exclusives. Il faut, dans le canal vaginal, faire la part de ce qui revient aux canaux de Muller et au sinus uro-génital. En étudiant une série de coupes faites sur des embryons de différents âges, il a vu que dans le courant du troisième mois lunaire, les canaux de Muller débouchent dans le cloaque. Tandis que chez le mâle le sinus uro-génital reste à l'état de canal unique, il se fait, chez les fœtus féminins, à partir du point d'abouchement des canaux de Muller, un cloisonnement analogue à celui qui se produit primitivement dans le cloaque. Deux plis latéraux nés des parois du sinus se portent l'un vers l'autre, se fusionnent, et il en résulte deux canaux : l'un antérieur qui est l'urèthre, l'autre postérieur, le vagin. Ainsi, la portion supérieure du vagin est un dérivé des canaux de Muller, tandis que la portion inférieure, celle qui correspond au segment inférieur de l'urèthre, résulte, comme ce segment lui-même, du cloisonnement du sinus uro-génital.

En définitive, nous nous trouvons en présence de deux hypothèses : pour les uns l'hymen est une formation externe, pour les autres il naît de l'extrémité inférieure des canaux de Muller, avec ou sans participation des canaux de Wolff.

Il est évident que si l'embryogénie est seule capable de donner la raison des malformations que nous étudions, en revanche, l'étude de ces malformations elles-mêmes peut et doit venir en aide aux interprétations des embryologistes. Or, la théorie de M. Pozzi, si séduisante qu'elle soit, ne nous paraît pas rendre compte de toutes les malformations observées. Pour soutenir l'origine ectodermique de l'hymen, cet auteur s'appuie surtout sur les cas d'absence du vagin coïncidant avec un hymen intact. Il cite (Observ. IX) le cas d'une jeune fille, qui, n'ayant pas de vagin, possédait cependant un hymen bien conformé. Las Casas de Santos a observé, dans le service de Schrœder, trois cas d'absence totale de vagin avec hymen normal. Et M. Pozzi interprète ces cas de la façon suivante : la formation intermédiaire, c'est-à-dire le vagin, a avorté, la formation extérieure s'est développée. Puisque l'hymen existe, c'est qu'il est de formation extérieure, car on ne saurait admettre que la partie se soit développée quand le tout disparaît. On pourrait répondre que l'arrêt de développement a pu ne pas frapper la totalité des canaux de Muller, et qu'il s'est développé juste assez de leur extrémité inférieure pour donner l'hymen. Il est vrai que Tourneux et Legay (Journal de l'Anatomie et de la Physiologie, 1884) nous apprennent que l'évolution de la cavité vaginale aux dépens des canaux de Muller se fait toujours de haut en bas. Si, donc, une partie devait se développer, ce serait plutôt la supérieure. Nous ne croyons pas, cependant, que la partie atrophiée des canaux de Muller soit toujours celle qui est le plus près de la vulve.

Giraldès disséqua un sujet qui n'avait pas d'utérus et dont le vagin avait 7 centimètres de profondeur. M. Pozzi lui-même, d'après Issaurat (Thèse Paris, 1887), a rapporté le cas d'une femme sans utérus et qui possédait un vagin de 7 centimètres. N'observe-t-on pas aussi des cas où le vagin, réduit à un cul-de-sac de quelques centimètres, se prolonge par un cordon fibreux jusqu'à l'utérus ? (Observ. VI). M. Pozzi fait alors jouer un rôle au canal vestibulaire. Celui-ci s'allongerait de façon à former le cul-de-sac observé. Quoi qu'il en soit, il semble que le développement et la coalescence des canaux de Muller se fassent aussi bien de bas en haut que de haut en bas. Et puis, si la théorie de M. Pozzi rend compte des cas dans lesquels il existe un hymen sans vagin, elle ne saurait expliquer ceux où le vagin et l'hymen manquent ensemble, alors que la vulve est bien conformée. Nous voyons des exemples de cette disposition dans les Observations II, V, VI. Dans celles de Polaillon et de Villar il n'est pas fait mention d'hymen ; nous y voyons qu'entre le méat et la commissure vulvaire on trouve une simple surface lisse. Enfin, Condorelli Francaviglia (Giorn. d. Malad. Vener. XXIV-4) rapporte le cas d'un utérus cloisonné inférieurement, accompagné d'un vagin double et d'un hymen double. La théorie de M. Pozzi ne nous paraît pas pouvoir expliquer les cas de ce genre.

On voit l'intérêt de cette discussion : si l'hymen est de formation externe, on s'explique très bien les cas où, le vagin étant absent, l'hymen est normal ; on ne peut pas expliquer ceux où ces deux organes manquent simultanément. La théorie de M. Budin, au contraire, adoptée par M. Picqué (Encyclopédie internationale de Chirurgie, tome VII, p. 131), rend compte plus facilement de ces anomalies : lorsque l'hymen existe seul, le vagin faisant défaut, c'est que les canaux de Muller se sont développés seulement à leur extrémité inférieure, juste assez pour former l'hymen. L'hymen imperforé n'est alors qu'une variété de cloisonnement transversal du vagin, et il y a une analogie indiscutable entre l'hymen biperforé et la cloison transversale du vagin percée de deux orifices juxtaposés. Enfin lorsque hymen et vagin manquent à la fois, c'est que tout l'appareil mullérien a avorté.

Sans méconnaître la grande valeur des travaux de M. Pozzi sur la bride masculine du vestibule, sur le canal vestibulaire et l'origine de l'hymen, non plus que de ceux de M. Retterer sur l'origine du vagin, nous ne pouvons cependant nous empêcher de trouver que les opinions adverses nous donnent mieux la clef des malformations que nous étudions.

Quant à la structure même de l'hymen et du vagin, elle ne peut guère venir en aide à notre incertitude. Entre les deux feuillets muqueux de l'hymen, Leduc et Budin ont décrit des fibres musculaires lisses au milieu d'un stroma conjonctif, disposition analogue à celle du vagin. Mais Tourneux et Hermann nient aujourd'hui ces éléments musculaires. Les anatomistes actuels, sans donner raison aux uns ou aux autres, se contentent de relater ces assertions contradictoires, et il serait à souhaiter que de nouvelles dissections attentives nous permettent d'élucider définitivement cette question.

DIAGNOSTIC

Le plus souvent, le diagnostic des malformations du vagin et de l'hymen est simple, aussi n'insisterons-nous que sur quelques points particuliers.

L'inspection seule suffit pour se rendre compte de l'état de l'hymen, mais on peut confondre un hymen imperforé et une absence totale de vagin. Nous ne parlons pas bien entendu des cas où il existe un hématocolpos derrière l'hymen imperforé, car alors le diagnostic est facile. Mais si la collection sanguine ne révèle pas l'existence du vagin, on est quelquefois embarrassé de dire si celui-ci existe. Dans le cas d'absence de vagin, on peut presque toujours déprimer de quelques centimètres le centre de l'orifice atrésié ; le doigt peut sentir l'insertion, sur le sommet de la dépression, de la bride fibreuse que nous avons notée. On pourra s'aider du toucher rectal et de l'exploration vésicale pour juger de l'épaisseur des parties molles inter-vésico-rectales. Malgré tout, souvent on reste dans l'incertitude et le bistouri peut seul éclairer le diagnostic. Lorsqu'on examine une femme privée de vagin, il faut se garder de prendre pour un canal vaginal l'urèthre dilaté par le coït. Avec un peu d'attention l'erreur est facile à éviter, d'autant plus que la plupart du temps le toucher intravésical provoque l'émission d'une certaine quantité d'urine. Il faut encore se méfier des cas où un vaginisme intense simule une atrésie du vagin. Le doute, s'il subsistait, serait levé par l'examen sous le chloroforme.

Lorsqu'on se trouve en présence d'un cloisonnement transversal, il faut noter à quelle distance il siège de la vulve, puis se rendre compte, comme précédemment, de l'état des parties profondes. Le diagnostic du cloisonnement longitudinal est rarement fait avant l'accouchement ; la raison en est que, le plus souvent, il n'apporte aucun trouble dans les fonctions du canal vaginal.

TRAITEMENT

Voyons maintenant quel traitement il faut opposer aux malformations que nous venons de passer en revue. Nous pouvons, à cet égard, les diviser en trois classes : 1° celles qui se compliquent de rétention de sang menstruel ; 2° celles qui permettent l'écoulement des règles, mais non le coït ; 3° celles qui, enfin, empêchent également le coït, mais s'accompagnent d'une absence d'utérus, par conséquent de règles.

Premier cas. — Il est évident que lorsqu'on a une rétention de sang menstruel, la vie de la malade est menacée ; l'intervention s'impose. Qu'on ait affaire à une absence totale de vagin, à un cloisonnement transversal complet ou à un hymen imperforé, on a une triple indication à remplir : donner le plus tôt possible issue à la collection sanguine, assurer l'écoulement ultérieur des règles, créer une voie pour le coït et l'accouchement.

Deuxième cas. — Ici, il n'y a pas urgence. L'écoulement des règles se fait, mais le coït se fait mal ou pas du tout ; la fécondation est difficile sinon impossible, et d'ailleurs l'accouchement ne saurait se faire dans ces conditions. Il est donc encore indiqué d'intervenir.

Troisième cas. — C'est celui d'une femme sans vagin, sans utérus, sans annexes. Pas de règles, par suite pas de troubles, pas de danger ni immédiat ni futur. Mais la femme ne peut pas avoir de rapports sexuels et en dépit de la connaissance qu'elle a de sa stérilité, elle demande l'intervention chirurgicale. Ceci ressemble fort à une opération de complaisance. La question est à débattre. Schrœder, Hegar, Kaltenbach, Tillaux, Duplay, L. Tait, ont toujours refusé d'intervenir. Ils invoquaient le danger ou l'inutilité de l'opération. Nélaton, Billroth, Langenbeck eurent à déplorer des accidents avant la pratique de l'antisepsie. Aujourd'hui ces craintes ne sont plus fondées. Le chirurgien opère avec la confiance la plus absolue. Pas une des observations que nous rapportons ne fait mention d'accidents infectieux. Legueu et Labadie-Lagrave, dans leur Traité de Gynécologie, tout en reconnaissant l'exagération des craintes des anciens chirurgiens, pensent que l'utilité de l'intervention est subordonnée à l'état des annexes et de l'utérus. M. Legueu conseille même (Société anatomique, avril 1897) la laparotomie comme temps préliminaire de l'opération. Avec notre maître M. Picqué, nous nous élevons contre cette restriction, et nous ne pensons pas que la création d'un vagin artificiel, même dans les cas d'absence d'utérus, constitue une opération de complaisance. Fletcher cite le cas d'une femme qui présentait une absence de vagin, qui n'avait pas de règles, qu'on croyait par conséquent privée d'utérus et d'ovaires, et chez laquelle cependant la création d'un vagin fut suivie d'une grossesse absolument normale.

L'Observation XV nous montre un fait de ce genre, et nous profitons de cette occasion pour signaler en passant cette possibilité, pour un utérus plus petit que normalement, de se développer, postérieurement à l'opération, au point de devenir gravide et de permettre à un fœtus de se développer jusqu'à terme. L'examen le plus minutieux ne suffit donc pas toujours pour renseigner exactement sur l'état des organes génitaux profonds. Mais fût-on certain de l'absence de ceux-ci, nous estimons que l'intervention est cependant rationnelle. La femme, en effet, a un rôle social à remplir ; elle a besoin d'un vagin. Sans doute le chirurgien est impuissant à douer le vagin artificiel de propriétés physiologiques ; n'importe. « Le chirurgien, dit Lefort, doit se rendre au désir de la malade qui, tout en sachant bien qu'elle ne peut pas devenir mère, veut au moins rester épouse. » Et puis, l'observation V ne nous montre-t-elle pas à quelles déplorables conséquences peut entraîner une malformation à laquelle il est, sinon facile, du moins possible de porter remède ? Nous insistons donc : même lorsque le chirurgien n'y est poussé par aucune raison d'ordre pathologique, sur la simple demande d'une femme privée de canal vaginal, il doit consentir à créer chez cette femme un vagin pour le coït.

Il ne suffit pas de savoir qu'il faut intervenir, il faut savoir aussi à quel genre d'intervention on doit recourir : il nous reste à étudier, pour chacun des cas, les procédés opératoires.

Lorsqu'il s'agit d'une imperforation de l'hymen, l'incision de la membrane suffit ; on y joint les lavages antiseptiques et, si l'on veut, le drainage du vagin pendant quelques jours. Dans les cas de rétention, il importe d'appliquer strictement l'antisepsie et d'évacuer lentement la collection de peur de provoquer des ruptures dues aux adhérences contractées par les organes distendus.

Si on a affaire à une cloison transversale, à un rétrécissement plus ou moins étendu, on a recours à la dilatation progressive. En cas d'échec il faut exciser. Pour la cloison longitudinale on incise simplement entre deux pinces. Au moment du travail, celles-ci même sont inutiles : la tête fœtale assure l'hémostase.

Tous ces procédés sont en somme très simples, et il nous semble inutile d'y insister davantage. Il nous reste à envisager les cas d'absence de vagin et la création d'un vagin artificiel. Nous ne citons que pour mémoire le traitement par l'électrolyse qui donna pourtant un succès à Lefort, en 1876. Nous ne parlerons pas davantage du procédé de Snéguireff, de Moscou (Arch. de Tocologie, 1892), qui consiste à remplacer le vagin par l'anus et le bout inférieur du rectum. Dupuytren tenta d'abord de créer un vagin à l'aide du bistouri : outre le danger de perforation des cavités voisines, ce procédé a l'inconvénient d'une rétraction cicatricielle considérable ; il donna de nombreux échecs à Macfarlane, à Maisonneuve.

En 1832, Amussat pratiqua le décollement mousse de la cloison recto-vésicale. Il obtint une rétraction moindre, mais le procédé est très douloureux. On lui préféra bientôt l'incision combinée au refoulement, méthode mixte dans laquelle le bistouri crée la brèche au doigt qui va diviser la cloison profondément. Cependant, aujourd'hui, l'autoplastie est de beaucoup préférable ; c'est l'opération de choix, Heppner fut le premier à l'appliquer, en 1872. Puis Crédé, Braithwaith, l'employèrent avec succès. En France, Picqué, Schwartz, Delagenière, Chalita, l'ont souvent mise en pratique. M. Picqué, dans les Annales de Gynécologie et d'Obstétrique, en 1890, a exposé son mode opératoire, et nous croyons bien faire en décrivant ce procédé, que la plupart des chirurgiens ont adopté.

Après avoir tracé une incision au niveau de la fourchette suivant une courbe à concavité supérieure, on dissèque soigneusement la muqueuse qui tapisse le cul-de-sac vulvaire. On découvre alors une ligne fibreuse qui s'insère au sommet du cul-de-sac : c'est l'espace inter-vésico-rectal. Avec le doigt et la spatule on chemine dans cet espace; l'index gauche dans le rectum et une sonde dans la vessie servant de guide. On s'avance ainsi jusqu'à l'utérus, si celui-ci existe, sinon on s'arrête lorsqu'on a donné au nouveau vagin une profondeur suffisante (environ 7 centimètres). On se sert alors de la muqueuse vestibulaire, décollée au premier temps de l'opération, pour tapisser la paroi supérieure du vagin artificiel; on la fixe par des points de suture au catgut. La paroi inférieure est tapissée par la peau de la région inter-vulvo-anale, disséquée et glissée jusqu'au fond du nouveau colpos, où on la fixe également par des points au catgut.

Telle est l'opération dans ses grandes lignes. Certains chirurgiens ont essayé quelques variantes. Kustner divisa les petites lèvres, les dédoubla par dissection et les réunit au-devant de la vulve de manière à former un sac, qu'il introduisit dans le fond du canal vaginal. Une autre fois il greffa sur les parois du vagin cruenté, la muqueuse intestinale d'un homme auquel il venait de réséquer une anse d'intestin perforée.

Mackenrodt greffa sur les parois du vagin des lambeaux de muqueuse vaginale empruntés à des femmes qu'il venait d'opérer pour prolapsus génital. Evidemment, ce ne sont là que des méthodes d'exception qui ne font que témoigner de l'ingéniosité de ceux qui les emploient.

Le nouveau vagin une fois créé, il faut qu'il garde ses dimensions. L'angle dièdre qui forme le fond de la cavité tend, en se cicatrisant, à refouler le lambeau en dehors et à combler peu à peu la cavité nouvelle. On peut pratiquer la dilatation avec les doigts ou des tampons de gaze iodoformée, ou au moyen d'appareils dans le genre de celui que M. Villar fit construire pour sa malade (Observ. X). Dès que le coït peut être pratiqué, il opère une véritable dilatation physiologique et contribue efficacement à conserver au vagin artificiel ses dimensions primitives. Pourtant, ce n'est pas tant la dilatation qu'il faut chercher que le maintien, à sa position, du sommet de l'angle dièdre qui occupe le fond de la cavité. Si l'appareil de M. Villar lui a donné un succès, c'est en fixant les angles plutôt qu'en dilatant le trajet.

OBSERVATIONS

Observation I

(M. Picqué, Médecine scientifique, 1895. n° 25).

Imperforation de l'hymen. Incision.

La nommée Angèle M.., 19 ans, domestique, m'est adressée le 16 juin 1891 par le Docteur Marquet, de Reuilly, à l'hôpital Lariboisière, dans le service de M. Périer, que j'avais l'honneur de remplacer.

Cette jeune fille a toujours eu une excellente santé, mais elle n'est pas encore réglée. Il y a deux ans, elle éprouva quelques douleurs violentes dans la région hypogastrique, qui disparurent après quelques jours sans avoir sérieusement compromis la santé de la malade.

Depuis un an environ, chaque mois la malade ressent pendant deux ou trois jours des douleurs intenses lancinantes dans le bas-ventre, avec irradiations dans les aînes et dans la région lombaire. Pendant ces crises douloureuses, la marche, la station verticale sont très pénibles ; la malade se tient de préférence couchée. En même temps que ces accès, divers troubles se sont montrés : anorexie, faiblesse, essoufflement, etc. C'est dans ces conditions que M. Marquet est consulté et nous l'adresse.

Etat actuel. — La malade étant placée dans le décubitus horizontal, les cuisses fléchies sur le bassin et écartées, on constate au siège du bassin une membrane épaisse occupant tout l'espace compris entre le tubercule antérieur du vagin et la fosse naviculaire. Cette membrane est uniformément rouge et présente en son milieu un double tractus vertical de coloration blanchâtre qui la divise en deux parties égales. Sous l'influence des efforts, cette membrane donne l'impression d'une tumeur saillante entre les grandes lèvres, facilement réductible et indolente à la pression.

Il s'agit bien nettement d'un hymen imperforé. La région hypogastrique est sensible à la pression. A la palpation bimanuelle on constate l'existence d'une tumeur située profondément dans le bassin et faisant au-dessus du pubis une saillie notable. Cette tumeur est manifestement fluctuante : la pression exercée sur elle fait saillir l'hymen hors de la vulve. Elle est surmontée d'une autre tumeur dure, de petit volume, de forme allongée, qui rappelle l'utérus normal. Cette constatation a la plus grande importance, elle nous montre que l'utérus ne participe pas à la

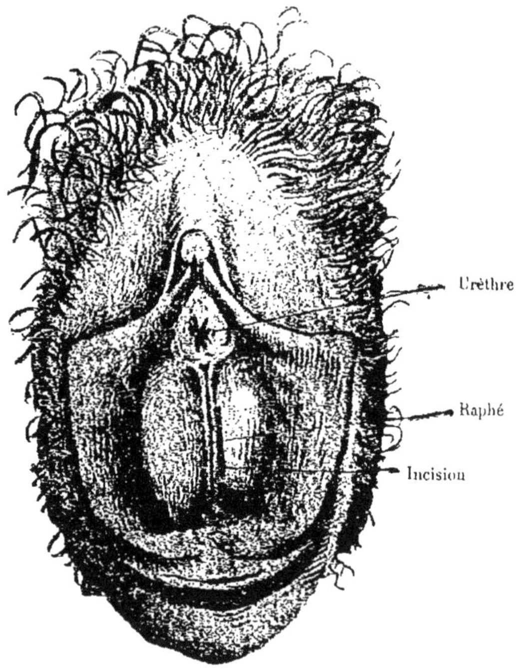

Imperforation de l'hymen.

distension, et que la tumeur principale n'est autre que le vagin distendu.

Je me décide à pratiquer le débridement de l'hymen, sans anesthésie, le 11 juin 1891. La malade est placée comme précédemment dans la position dorso-sacrée. La membrane est saisie à son centre à l'aide d'une pince à griffes, attirée en avant et fendue au bistouri sur une longueur de deux centimètres, verticalement. Cette incision donne issue à un jet de liquide rouge, inodore, de consistance sirupeuse, analogue au raisiné. On en recueille environ 700 grammes. Un drain est placé dans son intérieur. Gaze et ouate salolée sur la vulve. Bandage.

Les suites de cette opération furent simples. Les douleurs cessèrent de suite. Apyrexie complète. Pendant deux jours il s'écoula encore environ 500 grammes de sang sirupeux. Le huitième jour le drain est enlevé.

Le 10 juillet les premières règles apparurent et la malade quitta aussitôt après l'hôpital, complètement guérie.

Observation II (Personnelle).

Absence du vagin. — Douleur ovarienne à chaque poussée menstruelle. Laparotomie, puis restauration du vagin.

Joséphine G..., 29 ans, entre le 24 août 1898 à la maison Dubois, dans le service de M. le Dr Picqué. Ses antécédents pathologiques sont nuls. Elle est bien constituée, mais chaque mois elle éprouve des douleurs qui durent plusieurs jours. Elle n'a jamais été réglée.

A l'examen, on constate une absence totale de vagin. Sous l'influence des efforts on voit une membrane résistante qui continue le vestibule jusqu'à la fourchette. Cette membrane est dépressible. Il n'y a pas d'hymen. Sous le chloroforme on constate : 1° qu'il n'existe pas d'utérus sensible à la palpation ; 2° que l'ovaire gauche, qui semble unique, est gros.

M. Picqué se décide à enlever cet ovaire gauche. Le 27 août, incision de la paroi. On trouve un petit utérus allongé, ressemblant à une petite trompe. Du côté gauche, une corne utérine normale avec une trompe très petite et un ovaire volumineux sur lequel on voit des traces de corps jaunes. A droite pas de corne utérine ni d'ovaire.

Ablation de l'annexe sans incident. En explorant du côté de la partie adhérente on ne trouve aucune disposition permettant d'affirmer l'existence d'un utérus bifide.

2e *Opération. Vagin artificiel.* — Une incision transversale est faite au-dessus de la fourchette. Décollement du rectum et de la vessie jusqu'à une profondeur de 7 centimètres. Le lambeau supérieur muqueux est fixé au sommet de l'angle dièdre. En bas la peau du périnée est décollée et appliquée de même sur la face postérieure du nouveau trajet. Tamponnement à la gaze, etc.

Suites opératoires très simples. Le 10 octobre, on constate que le nouveau vagin est très rudimentaire. Il n'a que 4 cent. de profondeur. La malade quitte l'hôpital quelque temps après sans avoir subi de nouvelle intervention.

Observation III (Personnelle).

(Les antécédents de cette malade nous ont été communiqués par le Dr Mesnil, d'Étampes, auquel nous adressons tous nos remerciements).

Hydrosalpinx droit. — Absence de vagin. — Dilatation de l'urèthre par le coït. — Laparotomie.

Marie F..., 38 ans, a été réglée à 18 ans ; ses règles étaient régulières et non douloureuses. Mariée à 29 ans, ni elle ni son mari ne soupçonnèrent qu'elle « n'était pas conformée comme les autres femmes ». Les rapports sexuels ont toujours été faciles, et même agréables pour elle encore maintenant. En 1891 elle eut un accident de voiture auquel elle attribue la maladie actuelle. Quelque temps après elle commença à souffrir du ventre des deux côtés, dans la région ovarienne. Tous les ans elle avait une sorte de crise douloureuse et entrait à l'hôpital d'Etampes. Pendant son dernier séjour à cet hôpital le Dr Mesnil la vit, diagnostiqua une tumeur salpingienne et l'envoya à M. Picqué, le 19 novembre 96.

A son entrée, elle se plaint de douleurs abdominales surtout marquées au moment des règles ; celles-ci sont régulières et durent cinq à six jours. A l'examen du ventre, on constate une tumeur de la grosseur d'un œuf, fluctuante, fixée à la corne utérine. La palpation bimanuelle permet de sentir l'utérus qui paraît normal ; il est un peu antéfléchi. Il n'existe pas de vagin ; on ne trouve à sa place qu'une surface absolument lisse et dépressible, mais l'urèthre dilaté admet facilement le doigt ; c'est par là que s'effectue le coït. L'absence de vagin et la présence des règles semblaient indiquer que celles-ci sortaient par la vessie. M. Picqué pratique l'examen cystoscopique, mais il ne trouve rien d'anormal. Sur les conseils de M. Picqué, la malade vient alors consulter en pleine période menstruelle. On constate alors que le sang vient perler par le sommet de la petite pyramide dépressible qui tient lieu du vagin absent. Un fin stylet pénètre dans un orifice, mais il est impossible de savoir la longueur du rétrécissement et l'état des parties profondes.

Le mari est mis au courant de ces constatations et on lui pose la question d'une intervention chirurgicale. Mais il s'y refuse, disant que le coït lui est possible, que chaque fois, il est vrai, celui-ci est suivi d'une émission d'urine, mais qu'il s'accommode de cet état de choses, et qu'il ne veut pas faire courir à sa femme les risques d'une opération.

M. Picqué se contente alors de traiter l'affection abdominale. La malade est endormie au chloroforme. La laparotomie révèle un hydrosalpinx droit, une trompe adhérente. L'ovaire est sain.

La malade quitte l'hôpital guérie.

Observation IV (Personnelle).

Cloisonnement transversal du vagin. — Dilatation.

Jeanne V.., âgée de 26 ans, entre, le 1er octobre 1898, dans le service de M. le Dr Picqué, à la Maison municipale de santé. Elle a eu la rougeole à 2 ans. Depuis l'âge de 13 ans, elle éprouva tous les mois des maux de cœur jusqu'à 17 ans, époque où elle fut réglée : Règles régulières, non douloureuses, abondantes pendant quatre à cinq jours. A 18 ans la malade eut des crises appendiculaires qui revinrent dans la suite à plusieurs reprises. A 23 ans, pérityphlite. Mariée depuis six mois, Jeanne V... éprouve des douleurs lorsqu'elle veut accomplir l'acte génital.

A l'examen on trouve un vagin rudimentaire dont la profondeur est de 5 centimètres 1/2. Il se termine par un dôme lisse, rosé, percé d'un petit pertuis rouge. L'hystéromètre s'enfonce jusqu'à 9 centimètres. On introduit des bougies de Hegar jusqu'au n° 55 ; alors on passe facilement le doigt par l'orifice, et on constate l'existence d'une cavité large derrière la cloison. On ne sent pas le col utérin. Le fond de l'utérus est difficilement perceptible, l'organe paraît atrophié.

On continue la dilatation avec les bougies de Hegar, puis avec des bougies rectales. Le résultat est très satisfaisant ; il n'y a aucune tendance au rétrécissement.

Observation V.

(Picqué. Annales de Gynécologie et d'Obstétrique. 1890).

Absence congénitale du vagin. — Utérus rudimentaire. — Trompes et ovaires normaux. — Opération autoplastique. — Création d'un vagin artificiel. — Guérison.

Joséphine D..., 17 ans 1/2, entre le 9 juillet 1889, salle Pascal, A, n° 16, dans le service de M. Pozzi, que je suppléais alors.

La malade eut à trois ans une rougeole légère ; elle n'a jamais été réglée ; à l'époque ordinaire de l'établissement de la menstruation chez la jeune fille, elle n'a éprouvé aucun malaise du côté du bas-ventre ou des mamelons.

A l'âge de 16 ans, elle tenta de pratiquer l'acte génital avec un homme vigoureux sans pouvoir y parvenir. Elle se fait alors examiner en province par un médecin qui lui déclare qu'elle a une imperforation de l'hymen et lui pratique un débridement qui ne donne aucun résultat. Pendant un an, elle vécut avec le même individu ; jamais l'acte génital n'a été possible, mais par contre, il est certain que le coït anal a été pratiqué, étant donné la largeur de l'orifice anal et le peu de résistance du sphincter. C'est dans ces conditions qu'elle s'est présentée à l'hôpital en demandant une intervention chirurgicale.

Etat actuel. — La malade se présente à l'examen bien conformée pour son âge : les seins sont développés, les muscles volumineux. Le bassin est large, les hanches saillantes. Quand on examine les organes génitaux, tout paraît normal au premier abord : le pubis est recouvert de poils abondants ; les grandes lèvres ont un volume normal ; les petites lèvres, bien marquées, sont de grandeur ordinaire. Quand on écarte celles-ci on voit une dépression minime de 1/2 cent. environ se terminant en cul-de-sac. Il y a absence totale de vagin. Quand on pratique le toucher rectal, on constate que la vessie et le rectum sont en contact et séparés par une cloison cellulo-fibreuse. On sent également que l'utérus est rudimentaire, les trompes normales ainsi que les ovaires. Aucune tuméfaction, aucune douleur du côté des annexes.

M. Picqué se propose de pratiquer un vagin artificiel. Opération le 22 juillet. Chloroforme. Une incision courbe est faite au niveau de la fourchette. La muqueuse qui tapissait le cul-de-sac vulvaire est soigneusement disséquée ; une ligne fibreuse s'insérant au sommet du cul-de-sac est découverte : c'est l'espace qui sépare la vessie du rectum. Avec de grands ménagements et s'aidant des doigts et de la spatule, M. Picqué chemine dans l'espace inter-vésico-rectal ; plus la dissection s'avance plus elle devient difficile et l'aide du bistouri devient bientôt indispensable, mais il est manié avec la plus grande prudence, l'index gauche étant dans le rectum et une sonde restant dans la vessie comme guide. Après avoir décollé les deux feuillets de la cloison sur une longueur d'environ 6 centim., M. Picqué s'arrête, car le danger de perforation des organes est alors extrême. La muqueuse vestibulaire qui avait été décollée au premier temps de l'opération sert à tapisser la paroi supérieure du vagin artificiel, où elle est fixée par des points de suture au catgut. Quant à la paroi inférieure elle est tapissée par la peau de la région inter-vulvo-anale disséquée et portée par glissement jusqu'au fond de la dépression, où elle est également maintenue par des points de suture au catgut. Un canal vaginal est ainsi créé ; il est tapissé mi-partie par de la peau, mi-partie par de la muqueuse ; il permet facilement l'entrée du doigt dans une longueur de 6 centim. Le résultat immédiat est donc excellent.

Les suites opératoires sont simples ; la réunion des lambeaux se fait par première intention. Au bout de 8 jours, la partie profonde du vagin commence à se rétracter, il y a une sorte de bride cicatricielle qui tend à rétrécir l'orifice vaginal. On fait une dilatation quotidienne à l'aide des doigts et d'un tamponnement avec de la gaze iodoformée. Grâce à ce traitement, la malade quitte l'hôpital le 15 août, avec un vagin souple, d'une profondeur de 6 centimètres.

La malade revient vers la fin d'octobre, elle nous raconte que le canal vaginal a diminué de profondeur et qu'elle a dû revenir à d'anciennes pratiques. L'examen montre que le vagin n'a que peu diminué de profondeur, environ 1 cent. Ce n'est certes pas tant la diminution de profondeur que l'absence des conditions physiologiques du vagin normal qu'incrimine la malade.

Nouvelle intervention. La malade quitte de nouveau l'hôpital avec un vagin de 6 centimètres.

Observation VI (Résumée).

(Tirée de la thèse de Goy. Paris, 1880).

M. Féré présente à la Société anatomique, 7 janvier 1876, les pièces anatomiques suivantes, provenant d'une femme de 84 ans, morte à la Salpêtrière :

Utérus déformé par deux fibromes calcaires sous-péritonéaux. Ovaires racornis, d'aspect fibreux et sans rides. Pas de traces d'hymen ni de caroncules. Le doigt est arrêté à 3 centimètres de la vulve, à l'extrémité d'un conduit terminé en cul-de-sac. Ce cul-de-sac est à 5 centimètres du col et continué par un cordon épais de 2 à 3 millimètres, large de 1 centimètre, qui va s'épanouir sur l'orifice externe du col. Ce cordon est tapissé en arrière par le péritoine sur une étendue de 3 centimètres. La disposition paraît bien être congénitale.

Observation VII (Résumée).

(Polaillon. Mémoires de la Société de Chirurgie. 23 Mars 1887).

Absence complète de vagin. — Douleurs menstruelles périodiques Création d'un vagin artificiel.

Marie D..., 21 ans, vient à l'hôpital le 20 mars 1886 pour troubles menstruels tenant à une absence de vagin. Elle a commencé à souffrir du ventre à 15 ans Après 3 mois de calme, nouvelles douleurs dans le bas-ventre et les reins pendant deux ou trois jours. A partir de 18 ans les douleurs reparaissent chaque mois. Aucun écoulement des règles.

Examen. — Les organes génitaux externes sont bien développés. Il n'y a pas d'ouverture vulvaire. Entre le méat et la commissure postérieure est une simple surface lisse. En palpant le ventre, on sent une tumeur mobile, lisse, arrondie, grosse comme une orange et douloureuse à la pression. Par le toucher rectal on sent à 8 ou 9 centimètres la base de la tumeur qui se termine par une saillie dure qui paraît être le col utérin. En introduisant une sonde dans la vessie, on sent que la sonde n'est séparée du doigt placé dans le rectum que par une mince couche de tissus. Il n'y a donc pas de vagin.

Le 23 mars, opération. Dédoublement de la cloison recto-vésicale avec le doigt et la spatule mousse jusqu'à la profondeur de l'index. Le col, très mobile, est difficile à sentir. Pour ne pas ouvrir le péritoine on s'arrête là. On compte sur les adhérences futures pour immobiliser l'utérus. Les jours suivants on maintient le calibre avec des tampons.

Le 15 avril, nouvelle opération. On reprend le chemin vers l'utérus qu'on atteint. Le col n'a pas d'orifice ; incision du col, qu'on agrandit avec un lithotome à deux lames. Il s'écoule une cuillerée à bouche de liquide noir, sans odeur, puis nouvel écoulement; en tout 1/4 de verre. L'utérus n'est plus distendu. Tamponnement du vagin, remplacé le 17 par un faisceau de gros drains en caoutchouc. Les jours suivants, écoulement qui cesse le 3 juin.

Par la suite, pas de règles, probablement à cause d'une malformation utérine, mais les douleurs ont disparu. Le vagin artificiel permet la copulation.

Observation VIII (Résumée).

(Segond. Bull. de Chirurgie. 9 Décembre 1885).

Jeune fille de 20 ans, ayant depuis le mois de janvier des crises douloureuses périodiques. M. Segond constate dans le ventre une tumeur remontant à trois travers de doigt au-dessus de l'ombilic. L'entrée du vagin est oblitérée par l'hymen imperforé.

Anesthésie. Ponction de l'hymen, puis incision cruciale.

Lavages, etc.

Observation IX (Résumée).

(Pozzi. Mémoires de la Société de Biologie. 16 Février 1884)

Jeanne B..., 19 ans, entre à Lourcine, dans le service de M. Pozzi, pour blennorrhagie et plaques muqueuses. A l'examen on trouve l'hymen intact et une absence totale de vagin. Les parties génitales externes sont bien développées. Par le toucher rectal on ne sent pas l'utérus, le doigt arrive directement sur le pubis. Le cathétérisme vésical conduit au même résultat. Pas de règle ni aucun phénomène réflexe concomitant de l'ovulation. Il ne paraît donc pas y avoir d'ovaires.

Observation X (Résumée).

(Mém. de la Soc. de Chirurgie, 30 Octobre 1895. Rapport de M. Picqué, au nom de M. Villar, de Bordeaux).

Absence complète de vagin. — Création d'un canal artificiel.

Il s'agit d'une femme de 32 ans qui présente une absence totale du vagin ; il y a aussi une atrophie manifeste de l'utérus et des annexes. Au lieu de règles, la malade avait des épistaxis périodiques. M. Villar décolla la vessie du rectum afin de créer un vagin artificiel, mais par prudence, pour ne pas léser le péritoine, il ne remonta pas jusqu'à l'utérus. Il doubla ce nouveau vagin, long de 7 cent. 1/2, avec la muqueuse des lèvres.

Après avoir dilaté le nouveau vagin avec des bougies rectales et essayé en vain d'appliquer un ballon de caoutchouc, il renvoie la malade, mais lui fait construire un appareil composé de : 1° une ceinture en tissu élastique ; 2° un plancher périnéal en caoutchouc fixé à la ceinture par 4 tubes-courroies. A son centre est un cylindre en caoutchouc rouge à bout mousse de 7 cent. de long et de 25 millim. de diamètre. Ce cylindre s'adapte dans l'étendue de 4 centim. sur un cylindre de métal qui lui sert de soutien. Le tout est percé d'un canal central permettant le drainage du vagin. La malade porte cet appareil pendant 4 à 5 mois sans difficulté. Après 14 mois, le nouveau vagin est tapissé par une muqueuse normale, il a conservé une longueur de 7 centim. 1/2 ; il est assez large ou du moins dilatable. Mais la malade n'ayant eu ensuite aucun rapport sexuel elle ne peut nous renseigner sur les fonctions du nouveau conduit.

Observation XI (Résumée).

(Legueu. Société anatomique. 9 Avril 1897).

Hernie congénitale et imperforation du vagin.

Il s'agit d'une malade portant une hernie inguinale et une imperforation du vagin. Avant de tenter la restauration du vagin, M. Legueu cherche à utiliser la cure radicale de la hernie pour explorer la cavité pelvienne et juger de l'état de l'utérus et des annexes.

La hernie inguinale contenait l'utérus et les annexes tout entières. Ces organes étaient très atrophiés. L'utérus, très petit, mesurait au plus 2 cent. de haut ; il se continuait par un cordon fibreux qui se prolongeait de la région inguinale jusqu'au fond du vagin imperforé. La trompe gauche était atrophiée ; il n'y avait pas d'ovaire de ce côté. La trompe droite était aussi atrophiée et oblitérée, mais l'ovaire de ce côté était au contraire plus gros qu'à l'état normal, les organes furent réduits dans l'abdomen et la cure radicale terminée comme d'ordinaire.

Observation XII (Résumée).

(Segond. Mém. de la Société de Chirurgie. 30 Octobre 1895).

Femme de 26 ans, ne présentant ni règles ni troubles réflexes. Mariée depuis mars 1892. Le coït étant impossible, elle consulte un médecin qui, dit-elle, incise une bride (?) et dilate ensuite avec un petit spéculum de Ricord. Le coït est devenu possible, mais, désespérant d'avoir jamais d'enfants, Mme X... vient consulter M. Segond.

L'examen démontre que le coït se fait dans l'urèthre. Extérieurement, rien d'anormal : vulve bien conformée, méat vertical à bords épais ; les petites lèvres sont petites. Au-dessous du méat et entre les petites lèvres, simple surface lisse peu étendue et peu dépressible.

Opération. — Incision transversale de la muqueuse, puis, avec l'index et les ciseaux, décollement de la cloison recto-vésicale. On pousse ce décollement peu loin car il semble évident qu'il n'y a pas d'organes internes (pas de règles).

L'étoffe manquait pour pratiquer l'autoplastie que recommande M. Picqué. M. Segond refoule de son mieux et déprime le peu de muqueuse dont il peut disposer. Il bourre avec de la gaze iodoformée qu'il laisse en place pendant 11 jours. Pendant 6 semaines, dilatation avec des bougies, puis on laisse agir la dilatation physiologique. Par la suite ce vagin est suffisant.

Observation XIII

(Verchère. Bull. de la Société Médico-Chirurgicale. Janvier 1894).

Cloisonnement transversal du vagin.

X..., 19 ans, entre dans mon service avec le diagnostic : uréthrite et vaginite. C'est une fille mince, pâle, fatiguée, ayant supporté la misère et qui, depuis deux mois, forcée d'interrompre son travail, a demandé à la prostitution le moyen de gagner quelque argent. Jamais elle n'éprouva la moindre douleur en exerçant ce dernier métier, et jamais aucun de... ses clients ne se plaignit de ce qu'elle lui vendait. Depuis quelques jours elle s'aperçut qu'elle perdait en blanc et que des taches verdâtres se dessinaient sur son linge. Je l'examine, et je trouve la vulve plus rouge qu'à l'état normal : l'orifice uréthral donne un écoulement jaune verdâtre. Je me mets en devoir de toucher pour me rendre compte de l'état de l'utérus ; mais quel n'est pas mon étonnement de sentir mon index arrêté, et cela très solidement, par un obstacle siégeant à trois centimètres de l'orifice du vagin. Je découvre ainsi un cul-de-sac en doigt de gant dont les parois étaient formées par la muqueuse vaginale et le fond par un véritable diaphragme continu. Sa couleur différait de celle de la muqueuse ; au niveau on voyait une teinte gris-rosé, sur la partie moyenne, et dessinait sur ce point une ligne antéro-postérieure formant un véritable raphé, des parties latérales duquel s'écartaient des lignes parallèles, gris-rosé aussi, allant se perdre vers les parties latérales sur les parois du vagin.

Vers les angles supéro-externes de ce diaphragme on pouvait reconnaître l'existence de deux petits orifices cachés au fond de replis muqueux. Ces petits orifices étaient perméables et donnaient accès au vagin situé au-dessus du diaphragme. Il était possible d'introduire un stylet dans chacun d'eux et on pouvait sentir que la pointe des stylets était libre dans le vagin. De plus, les deux stylets se heurtaient, et démontraient que l'on était en présence de deux orifices et non de deux canaux. L'épaisseur de la cloison était de 2 à 5 millimètres.

Par le toucher rectal on apercevait très nettement l'utérus normal, nullement atrophié, et sur les côtés, les annexes. La malade était réglée irrégulièrement, subissant des retards de 2, 3 mois, mais cependant n'avait jamais souffert, ni jamais présenté aucun symptôme de rétention du sang des règles.

Observation XIV

(Verchère. Bull de la Société Médico-Chirurgicale. Janvier 1894).

Cloisonnement transversal du vagin.

Fille âgée de 22 ans, qui, depuis deux ans, se livre à la prostitution. Elle m'a été envoyée par mon collègue Barthélemy, dans le service duquel elle est entrée. La malformation était identique à la précédente. Même disposition du raphé médian, même situation des deux petits orifices latéraux, donnant, eux aussi, passage à peine à un stylet. La seule modification, et elle est importante, c'est la situation du cloisonnement. Celui-ci est profond, il siège au niveau du col utérin, c'est-à-dire que le vagin présente presque sa longueur normale, 5 à 6 centim. Au niveau de son orifice on trouve les caroncules myrtiformes. En introduisant deux stylets dans les orifices de la cloison vaginale, on constate qu'elle est peu épaisse et qu'au-dessus d'elle les culs-de-sac vaginaux sont de dimensions normales. Le col utérin, perceptible par le toucher rectal, est unique, l'utérus est normal.

La malade n'a jamais été réglée. Quelques douleurs au moment où auraient dû apparaître les règles. Par le toucher rectal on perçoit une dilatation de la trompe droite manifeste, formant une tumeur du volume d'une pomme de reinette à peu près, nullement douloureuse au toucher et dont la malade ne se soucie aucunement.

Observation XV

(Cette observation sera publiée ultérieurement et in-extenso par M. Demoulin, qui a eu l'extrême obligeance de nous en donner le résumé suivant).

Il s'agit d'une jeune fille de 20 ans, Marie B..., entrée à l'hôpital Tenon, dans le service de M. le Dr Bazy, suppléé par M. le Dr Demoulin, pour des troubles génitaux. A 14 ans, cette jeune fille eut ses premières règles. Pendant 5 mois elle eut presque chaque jour des hémorrhagies vaginales d'une abondance variable. Depuis, la malade n'a jamais revu ses règles que très irrégulièrement, et toujours elles sont accompagnées de douleurs atroces. Ecoulement sanguin modéré ne durant pas plus d'une heure ou deux.

Les choses en étaient là, lorsqu'en juillet 1896 les douleurs, siégeant surtout dans le bas-ventre, deviennent plus fortes, en même temps l'écoulement sanguin augmente en abondance et en durée. Cette femme présente tous les symptômes de l'hystérie. L'examen local montre qu'elle est vierge, avec un hymen en croissant à cavité supérieure. A 3 cent. 1/2 en arrière de cet hymen, le doigt montre une imperforation complète du vagin. La cloison vaginale est tendue et ne se laisse pas déprimer de façon à ce qu'on puisse sentir le col utérin, si toutefois il existe.

Le toucher rectal combiné au palper abdominal ne révèle rien autre chose que la présence d'une petite masse qui paraît être l'utérus, mais dont il est impossible de dire les dimensions. Pendant plus de quinze jours que la malade resta en observation dans les salles, jamais on ne constata la présence d'un écoulement sanguin par la vulve, ce qui, joint à cette constatation que l'utérus était rudimentaire, faisait douter que la malade ait jamais eu de règles même irrégulières.

Le 29 septembre 1896, sous chloroforme, incision de l'hymen, dilatation de l'orifice du vagin, application d'un petit spéculum de Ricord. On constate nettement à 3 centim. 1/2 en arrière de la vulve un cloisonnement du vagin qui, examiné de plus près, présente sur sa partie médiane un raphé vertical étroit, de chaque côté duquel on aperçoit un petit pertuis admettant difficilement l'extrémité d'un fin stylet. Le périnée fut dédoublé, le vagin suivi sur sa face inférieure jusqu'au delà du siège du cloisonnement : le vagin existait donc en arrière de celui-ci. Alors incision cruciale du cloisonnement ; perte de sang assez abondante. Le vagin ainsi ouvert permet de reconnaître un col utérin infantile dont l'orifice cathétérisé apprend que l'utérus existe bien, avec une profondeur d'environ trois centimètres. Tamponnement du vagin par des mèches de gaze iodoformée, remplacées au bout de 8 jours par une canule en caoutchouc rouge de la grosseur du pouce.

Au bout de 15 jours, la malade quitte l'hôpital. Elle est revue à différentes reprises, et au mois de mars 1897, elle vient à l'Hôtel-Dieu où on constate que le vagin non dilaté depuis deux mois ne laisse plus passer que le petit doigt au niveau du cloisonnement autrefois incisé. Ce rétrécissement annulaire est enlevé. La jeune fille est conservée à l'hôpital pendant un mois, et on profite de son séjour pour introduire dans l'utérus quelques tiges de laminaire. La malade a eu ses règles, qu'on a constatées. A sa sortie le rétrécissement a disparu. Mariée à la fin de 1897, elle vint, à la fin de mai 1898, à l'hôpital Tenon, où l'on constate, outre la disparition du rétrécissement vaginal, un gros utérus très probablement gravide. La malade est aujourd'hui (fin octobre 1898) enceinte de 7 mois et se propose de venir faire ses couches à l'hôpital.

CONCLUSIONS

I. Si l'accord paraît fait sur la pathogénie des malformations du vagin et sur l'évolution des canaux de Muller, il ne nous semble pas qu'il en soit de même pour l'origine de l'hymen, et aucune des théories actuelles ne peut prétendre exclure complètement les autres. Si nous devions choisir entre elles, nous adopterions plutôt celle de Budin, pour laquelle s'est décidé également notre maître, M. Picqué.

II. L'intervention chirurgicale est toujours légitime, même dans les cas où aucune raison d'ordre pathologique ne motive l'opération. Le chirurgien doit créer, chez la femme qui le lui demande, un vagin artificiel qui lui permette de remplir jusqu'au bout son rôle social.

III. L'autoplastie est le procédé de choix pour la création du vagin artificiel. Ce procédé assure un minimum de rétraction cicatricielle qu'on peut combattre efficacement au moyen d'une dilatation appropriée.

INDEX BIBLIOGRAPHIQUE

AMUSSAT. — Gazette médicale de Paris, 1833 (p. 783).
BISCHOFF. — Développement de l'homme et des mammifères (Trad. franç. 1843 (p. 374).
BUDIN. — Recherches sur l'hymen et sur l'orifice vaginal. Progrès médical, 30 août 1879.
BURDACH. — Traité de physiologie, 1828.
COURTY. — Traité des maladies des femmes, 1870.
DELAGÉNIÈRE. — Congrès français de chirurgie, 1891 (p. 346).
DELAUNAY. — Thèse de doctorat, Paris 1877.
DUMITRESCU (Mlle). — Thèse de doctorat, Paris 1896.
FRAIKIN. — Soc. d'Anat. et de Physiol. de Bordeaux, novembre 1897.
GOY. — Thèse de doctorat, Paris 1880.
HERTWIG. — Traité d'embryologie Trad. franç. 1891.
HOFFMANN. — Central Blatt. fur. Gynecol., n° 21 (p. 503).
HURTAUD. — Thèse de doctorat, Paris 1896.
IMBERT. — Thèse d'agrégation, Paris 1883.
ISSAURAT. — Thèse de doctorat, Paris 1887.
KÖLLIKER. — Traité d'embryologie.
LEFORT. — Thèse d'agrégation, Paris 1863.
LEGUEU. — Société anatomique, 9 avril 1897.
LEGUEU et LABADIE-LAGRAVE. — Gynécologie.
LEUCKART. — Article Zengung de la physiologie de Wagner, 1883, tome IV.
PETIT (L.-H). — Dict. Encyclop. des Sciences médicales. Article vagin.
PICQUÉ. — Encyclop. internat. de chirurgie. Tome VII (p. 731).
— Annales de gynécol. et d'obstétriq., 1890.
— Médecine scientifique, 1895, n° 25.
POLAILLON. — Société de chirurgie, 23 mars 1887.
POUCHET. — Annales de Gynécologie, 1876
POZZI. — Traité de Gynécologie clinique et opératoire.
— Mém. de la société de Biologie, février 1884.
— Bull. de la société de Biologie, février 1884.
RETTERER. — Soc. de Biologie, 1895.
SCHRŒDER. — Mal. des organes génit de la femme. Trad. franç. 1886. (p. 497).
SEGOND. — Bulletin de Chirurgie. Décembre 1885.
TOURNEUX et HERRMANN. — Dict. Encyclop. des sciences médicales, article utérus.
TOURNEUX et LEGAY. — Journal de l'Anat. et de la Physiol., 1884.
TOURNEUX et WERTHEIMER. — Soc. de Biologie, mars 1884.
VARIGNY (DE). — Dict. Encyclop. des sciences méd., article vagin.
VERCHÈRE. — Bull. de la Soc. médico-chirurgicale, janvier 1894.
VILLAR. — Société de Chirurgie, octobre 1895.

LILLE. — IMP. LE BIGOT FRÈRES.

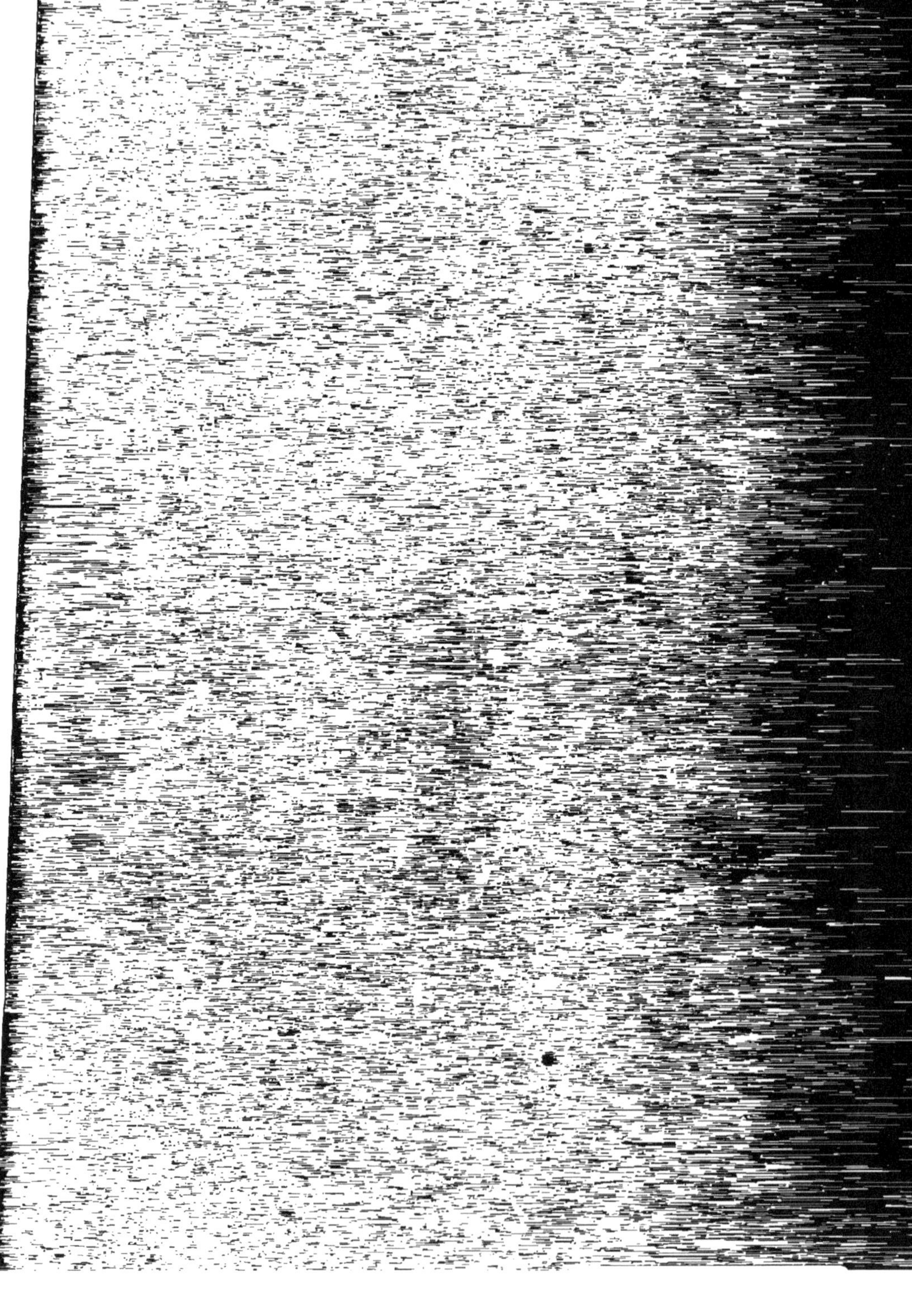

www.ingramcontent.com/pod-product-compliance
Ingram Content Group UK Ltd.
Pitfield, Milton Keynes, MK11 3LW, UK
UKHW012259240726
13966UKWH00004B/1500

9 782012 460034